Esplorando l'Orgasmo Clitorideo:
Un Viaggio nella Sessualità Consapevole

Jacqueline A.I.

"Esplorando l'Orgasmo Clitorideo: Un Viaggio nella Sessualità Consapevole" è un libro che offre una guida completa e inclusiva per esplorare la sessualità in modo consapevole e gratificante. Attraverso capitoli ricchi di informazioni, esperienze personali e consigli pratici, questo libro è un compagno ideale per chiunque desideri approfondire la propria comprensione della sessualità e vivere un piacere più profondo.

Dall'orgasmo clitorideo alle diverse posizioni, dalle sfide sessuali alle intime connessioni emotive, questo libro affronta una vasta gamma di argomenti con sensibilità e rispetto. Guidati da un approccio inclusivo, esploreremo come le diverse identità di genere, le abilità, le età e le sfide personali possano influenzare l'esperienza sessuale. Oltre a fornire informazioni approfondite, il libro incoraggia l'autocoscienza, l'empowerment e l'apertura verso una sessualità sana e gratificante.

Attraverso la lettura di "Esplorando l'Orgasmo Clitorideo", i lettori saranno ispirati a:

- **Sviluppare l'autoconsapevolezza sessuale:** Imparare a conoscere e comprendere i propri desideri, bisogni e limiti.
- **Favorire l'empowerment sessuale:** Sostenere il proprio benessere sessuale attraverso l'educazione, la comunicazione e l'autenticità.
- **Esplorare nuove frontiere della sessualità:** Approfondire le pratiche come il tantra, la mindfulness e le fantasie sessuali per arricchire l'esperienza intima.
- **Superare blocchi e inibizioni:** Affrontare paure, traumi o limitazioni personali per godere appieno del piacere sessuale.
- **Promuovere l'inclusività:** Esplorare come la sessualità possa essere vissuta da persone di diverse identità di genere, abilità e età.

Con un approccio rispettoso e aperto, "Esplorando l'Orgasmo Clitorideo" offre una mappa per un viaggio personale e significativo nella sessualità. Che tu stia cercando di scoprire nuovi modi per connetterti con il tuo piacere, superare blocchi sessuali o abbracciare la sessualità consapevole in tutte le fasi della vita, questo libro ti accompagnerà con saggezza, empatia e orientamento verso una sessualità appagante e autentica.

Indice

Capitolo 3: Posizioni Sessuali per il Piacere Clitorideo

* Missionario rivisitato: angolazioni e stimolazione
* Posizioni da dietro: profondità e controllo
* Posizioni per la stimolazione manuale o orale

Capitolo 4: Giocattoli Sessuali e Orgasmo Clitorideo

* Introduzione ai giocattoli sessuali
* Come scegliere il giusto giocattolo per la stimolazione clitoridea
* Utilizzo sicuro e consapevole dei giocattoli

Capitolo 5: Superare le Difficoltà

* Bloccamenti mentali e emotivi
* Soluzioni per la difficoltà nell'orgasmo clitorideo
* Quando cercare aiuto professionale

Capitolo 6: Esplorazione e Sperimentazione

- Masturbazione come strumento di conoscenza
- Fantasie sessuali e l'importanza dell'immaginazione
- Sperimentare nuove sensazioni e approcci

Capitolo 7: Il Ruolo dell'Empowerment Sessuale

- Abbracciare la sessualità senza vergogna
- Promuovere la consapevolezza del piacere femminile
- L'orgasmo clitorideo come parte del benessere personale

Capitolo 8: Intimità e Connessione Emotiva

- Legame tra piacere fisico ed emotivo
- Comunicazione aperta con il partner sulla sessualità

- Creare un'intimità duratura

- **Capitolo 9: Sessualità e Benessere Generale**

- In questo capitolo, esploreremo come una sessualità soddisfacente possa influenzare il benessere generale e la salute mentale. Discuteremo come il piacere sessuale può ridurre lo stress, migliorare l'umore e contribuire al benessere psicofisico complessivo.

- **Capitolo 10: Connettersi con il Corpo attraverso l'Esercizio Fisico**

- L'attività fisica può avere un impatto positivo sulla sessualità. Esploreremo come l'esercizio regolare possa aumentare la circolazione sanguigna, migliorare la flessibilità e aumentare la consapevolezza del corpo, contribuendo a un'esperienza sessuale più appagante.

- **Capitolo 11: L'Importanza del Post-Orgasmo**

- Il post-orgasmo è spesso trascurato, ma può avere effetti significativi sulla connessione emotiva e sul benessere sessuale. Esploreremo come abbracciare l'intimità dopo l'orgasmo e come utilizzare questo momento per rafforzare il legame con il partner.

- **Capitolo 12: Affrontare i Cambiamenti Sessuali nell'Arco della Vita**

- La sessualità attraversa fasi di cambiamento lungo l'arco della vita. Esploreremo come l'orgasmo clitorideo e la sessualità in generale possono evolversi durante l'adolescenza, la gravidanza, la menopausa e altre fasi della vita.

- **Capitolo 13: Mitologia, Cultura e Sessualità**

- Le rappresentazioni culturali e mitologiche della sessualità possono influenzare le nostre aspettative e le nostre percezioni. Esploreremo come le storie, le tradizioni e le norme culturali possono plasmare la nostra relazione con il piacere sessuale.

- **Capitolo 14: Sessualità, Tecnologia e Privacy**

- L'era digitale ha introdotto nuove sfide e opportunità per la sessualità. Discuteremo l'uso responsabile di app, siti web e social media per arricchire la connessione emotiva e il piacere sessuale, mantenendo al contempo la privacy e la sicurezza.

- **Capitolo 15: Esplorare Fantasie e Giochi di Ruolo**

- Le fantasie sessuali e i giochi di ruolo possono aggiungere un nuovo livello di eccitazione e intimità alla vita sessuale. Esploreremo come comunicare e sperimentare fantasie e giochi di ruolo in modo consensuale e appagante.

- **Capitolo 16: Promuovere l'Educazione Sessuale in Tutti gli Aspetti della Vita**

- La sessualità è parte integrante della vita e dell'educazione di ognuno. Esploreremo come promuovere un'educazione sessuale aperta, inclusiva e basata sulla consapevolezza in tutte le fasi della vita, dalla gioventù all'età adulta.

- **Capitolo 17: Sessualità e Disabilità**

- Esploreremo come la sessualità possa essere vissuta da persone con disabilità e come creare uno spazio inclusivo per esplorare il piacere sessuale, affrontando le sfide uniche che possono presentarsi.

- **Capitolo 18: Sessualità e Identità di Genere**

- Discuteremo come le persone di diverse identità di genere possono vivere la sessualità e l'orgasmo clitorideo, affrontando le sfide specifiche e celebrando la diversità di esperienze.

- **Capitolo 19: Tantra e Sessualità Spirituale**

- Esploreremo come le pratiche tantra e la sessualità spirituale possano influenzare l'esperienza sessuale, promuovendo una connessione più profonda con il proprio corpo e il proprio partner.

- **Capitolo 20: Sessualità Consapevole nel Rapporto a Distanza**

- Discuteremo come mantenere una connessione sessuale sana e appagante in un rapporto a distanza, attraverso la comunicazione, la tecnologia e l'intimità emotiva.

- **Capitolo 21: Sessualità e Terza Età**

- Esploreremo come la sessualità possa essere vissuta nella terza età, affrontando i cambiamenti fisici e sociali e promuovendo un'esperienza sessuale appagante e consapevole.

- **Capitolo 22: Superare Blocchi e Inibizioni Sessuali**

- Discuteremo come affrontare blocchi, paure e inibizioni sessuali che possono limitare l'esperienza dell'orgasmo clitorideo e la sessualità in generale, promuovendo la guarigione e la crescita.

- **Capitolo 23: Sessualità e Mindfulness**

- Esploreremo come praticare la mindfulness può arricchire l'esperienza sessuale, aumentare la consapevolezza del piacere e promuovere una connessione più profonda con il proprio corpo.

- **Capitolo 24: La Sessualità Come Atto di Auto-Amore**

- Discuteremo come la sessualità possa essere un atto di auto-amore e auto-cura, promuovendo una relazione positiva con il proprio corpo e il proprio piacere.

Conclusioni

- Riepilogo delle principali lezioni apprese
- Prospettive future sulla sessualità e il piacere clitorideo

Risorse Aggiuntive

- Suggerimenti per ulteriori letture
- Organizzazioni e professionisti specializzati nell'educazione sessuale

Introduzione

Benvenuti nel mondo affascinante e complesso dell'orgasmo clitorideo. Questo libro, intitolato "Orgasmo Clitorideo: Posizioni e Altre Cose da Sapere", è un viaggio di esplorazione intima e conoscenza personale. Attraverso queste pagine, vi condurrò attraverso i dettagli anatomici, le emozioni coinvolte e le esperienze più profonde legate a questa forma di piacere sessuale.

L'orgasmo clitorideo è un argomento che spesso è stato trattato con segretezza e confusione. Tuttavia, crediamo che l'educazione sessuale sia un passo cruciale verso la realizzazione di una sessualità soddisfacente e sana. Conoscere il proprio corpo, le sue reazioni e i modi per stimolarlo in modo piacevole è fondamentale per ogni individuo, indipendentemente dal genere.

La strada verso l'orgasmo clitorideo è un percorso unico per ciascuno di noi. Attraverso la comprensione della struttura anatomica del clitoride e delle zone erogene circostanti, esploreremo le diverse modalità di stimolazione e le posizioni sessuali che possono aumentare il piacere e la connessione con il proprio corpo e con un partner.

Tuttavia, questo libro non si limita a fornire informazioni tecniche e pratiche. Affronteremo anche l'aspetto emotivo e psicologico del piacere sessuale. Converseremo sull'empowerment sessuale, sulla comunicazione aperta con il partner e sull'importanza di superare gli ostacoli mentali che possono influenzare la sfera del piacere.

Nel corso di questo viaggio, vi incoraggiamo a mantenere una mente aperta e una curiosità sincera. Il nostro obiettivo è creare uno spazio in cui potete sentirvi a vostro agio nell'esplorare nuove idee, sperimentare e sviluppare una maggiore consapevolezza di voi stessi.

Ricordate che la sessualità è un aspetto naturale e prezioso della vita umana. Con questo libro, speriamo di offrirvi strumenti, conoscenze e ispirazione per avvicinarvi al vostro corpo e al vostro piacere in modo positivo e informato. Siete pronti a iniziare questa avventura di scoperta? Allora, voltate la pagina e immergiamoci insieme nell'esplorazione dell'orgasmo clitorideo.

Capitolo 1: Anatomia e Fisiologia

L'orgasmo clitorideo è un complesso e affascinante fenomeno che ha radici profonde nell'anatomia e nella fisiologia del corpo umano. In questo capitolo, esploreremo la struttura intricata del clitoride, le zone erogene correlate e come tutto questo si traduce nell'esperienza dell'orgasmo clitorideo.

Sezione 1: Il Clitoride e le Sue Parti

Il clitoride è il fulcro dell'orgasmo clitorideo. Si tratta di un piccolo organo situato all'incirca all'incrocio delle labbra vulvari, appena al di sopra dell'apertura vaginale. Analizzeremo la sua struttura, scoprendo le parti chiave che contribuiscono alla stimolazione e all'eccitazione sessuale.

- Anatomia del clitoride: dalla glande al corpo e alle radici
- Strutture interne: bulbi del vestibolo e connessioni anatomiche

- Nervi e vascolarizzazione: il ruolo della sensibilità

Sezione 2: Funzionamento del Clitoride e dell'Orgasmo

Ogni orgasmo clitorideo è una sinfonia di reazioni fisiche e chimiche che coinvolgono il sistema nervoso, gli ormoni e il cuore. Esploreremo i processi fisiologici che si verificano durante l'eccitazione e culminano nell'orgasmo clitorideo.

- Fasi dell'orgasmo: eccitazione, plateau, orgasmo e risoluzione
- Coinvolgimento del sistema nervoso: ruolo del sistema simpatico e parasimpatico
- Flusso sanguigno e congestione pelvica: meccanismi che amplificano il piacere

Sezione 3: Ormoni e Piacere Sessuale

Gli ormoni svolgono un ruolo cruciale nel modulare il desiderio sessuale, l'eccitazione e l'orgasmo. Esamineremo l'influenza degli ormoni sulle esperienze sessuali e come alcuni cambiamenti ormonali possano influenzare la risposta sessuale.

- Ruolo degli estrogeni e del testosterone nel desiderio
- Ossitocina ed endorfine: gli ormoni del legame e del piacere
- Ciclo mestruale e fluttuazioni ormonali: impatti sulle esperienze sessuali

Alla fine di questo capitolo, avrete una solida comprensione dell'anatomia del clitoride, dei processi fisiologici che portano all'orgasmo clitorideo e dell'importante ruolo che gli ormoni giocano nell'esperienza sessuale. Questa conoscenza costituirà la base per le esplorazioni più approfondite sulle posizioni sessuali e le tecniche di stimolazione discusse nei capitoli successivi.

Capitolo 2: Preparazione al Piacere

L'esperienza sessuale coinvolge molto più di semplici movimenti fisici; richiede una preparazione emotiva, comunicazione aperta e un ambiente intimo e confortevole. In questo capitolo, esploreremo l'importanza della comunicazione con il partner, il processo di creazione di un ambiente intimo e rilassante e l'arte dei preliminari che guidano verso la stimolazione clitoridea.

Sezione 1: Comunicazione con il Partner

La comunicazione è un fondamento cruciale per una sessualità appagante e condivisa. Discuteremo come aprire il dialogo con il partner, esprimere desideri e preoccupazioni, e collaborare per raggiungere un'esperienza sessuale gratificante per entrambi.

- **Aprire il Dialogo**: Rompere il tabù intorno alla sessualità, discutere desideri e aspettative.
- **Esprimere Bisogni e Desideri**: Comunicare apertamente i desideri e le fantasie, incoraggiando il dialogo onesto.
- **Costruire un Legame Emotivo**: Rafforzare la connessione emotiva con il partner attraverso la condivisione dei desideri sessuali.

Sezione 2: Creare un Ambiente Intimo

Un ambiente intimo e confortevole favorisce il rilassamento e l'apertura necessari per sperimentare il piacere sessuale. Esploreremo come creare un contesto che promuova la connessione e l'esplorazione.

- **Illuminazione e Atmosfera**: La giusta illuminazione e l'atmosfera possono influenzare il tono emotivo e la sensazione di intimità.

- **Musica e Suoni**: La musica può contribuire a creare un'atmosfera rilassante e coinvolgente.
- **Privacy e Distrazioni**: Creare un ambiente privato e libero da distrazioni per concentrarsi sul piacere reciproco.

Sezione 3: Preliminari e Stimolazione Clitoridea

I preliminari sono essenziali per l'eccitazione sessuale e per preparare il corpo alla stimolazione clitoridea. Esploreremo diverse tecniche e approcci che possono contribuire a un piacere sessuale più intenso.

- **Baci e Carezze**: L'importanza di coccole e affetto nella preparazione al piacere.
- **Massaggi Erotici**: Utilizzare massaggi rilassanti per aumentare la tensione sessuale.
- **Stimolazione Orale e Manuale**: Esplorare tecniche di stimolazione clitoridea tramite il partner.

Affrontando queste questioni fondamentali di comunicazione, creazione di un ambiente intimo e preliminari adeguati, avrete le basi per sperimentare l'orgasmo clitorideo in modo più appagante e soddisfacente. Nel prossimo capitolo, esploreremo una varietà di posizioni sessuali che offrono una stimolazione mirata e un piacere clitorideo intenso.

Capitolo 3: Posizioni Sessuali per il Piacere Clitorideo

Le posizioni sessuali possono avere un impatto significativo sulla stimolazione clitoridea e sull'intensità dell'orgasmo. In questo capitolo, esploreremo una varietà di posizioni che mettono in risalto la stimolazione del clitoride e offrono esperienze di piacere diverse e appaganti.

Sezione 1: Missionario Rivisitato: Angolazioni e Stimolazione

Anche la posizione classica del missionario può essere adattata per massimizzare la stimolazione clitoridea. Esamineremo come piccole modifiche possono fare una grande differenza nel raggiungere il piacere clitorideo.

- **Alzare le Gambe**: Sollevare le gambe del partner per creare un angolo di penetrazione che favorisca la stimolazione clitoridea.

- **Cuscini e Supporti**: Utilizzare cuscini o supporti per variare l'angolo di penetrazione e aumentare la stimolazione.

Sezione 2: Posizioni da Dietro: Profondità e Controllo

Le posizioni da dietro possono offrire un nuovo livello di profondità e controllo, favorendo la stimolazione del clitoride attraverso diverse angolazioni.

- **Posizione del Cane**: La posizione del cane permette una penetrazione profonda e accesso agevole al clitoride per la stimolazione manuale o orale.
- **La Cucchiaiata Modificata**: Adattare la posizione della cucchiaiata per una stimolazione del clitoride più diretta.

Sezione 3: Posizioni per la Stimolazione Manuale o Orale

Alcune posizioni sono particolarmente adatte per la stimolazione manuale o orale del clitoride, che può essere altrettanto intensa e gratificante come la penetrazione.

- **Seduta sul Viso**: La partner può sedersi sul viso del partner per una stimolazione orale del clitoride.
- **La Posizione del Loto Invertito**: In questa posizione, il partner può accedere facilmente al clitoride per la stimolazione manuale o orale.

Esplorando queste posizioni, potrete scoprire nuovi modi di stimolare il clitoride e sperimentare sensazioni diverse. Ogni individuo è unico, quindi vi incoraggiamo a provare e adattare queste posizioni in base alle vostre preferenze e alle risposte del vostro corpo. Nel prossimo capitolo, discuteremo l'uso dei giocattoli sessuali per arricchire l'esperienza dell'orgasmo clitorideo.

Capitolo 4: Giocattoli Sessuali e Orgasmo Clitorideo

I giocattoli sessuali possono essere strumenti preziosi per esplorare e arricchire l'esperienza dell'orgasmo clitorideo. In questo capitolo, esploreremo il mondo dei giocattoli sessuali, discuteremo come selezionarli in modo consapevole e sicuro, e scopriremo come integrarli nella ricerca del piacere clitorideo.

Sezione 1: Introduzione ai Giocattoli Sessuali

I giocattoli sessuali vanno oltre il semplice divertimento; possono ampliare le possibilità di piacere e fornire una stimolazione più intensa e mirata.

- **Tipi di Giocattoli Sessuali**: Dalle vibrazioni ai massaggiatori, esploriamo le diverse categorie di giocattoli sessuali disponibili.

- **Vantaggi dell'Uso dei Giocattoli**: Come i giocattoli sessuali possono aggiungere varietà e intensità alle esperienze sessuali.

Sezione 2: Come Scegliere il Giusto Giocattolo

Scegliere il giusto giocattolo sessuale è fondamentale per un'esperienza positiva e sicura. Discuteremo come fare una scelta informata e considerare le preferenze personali.

- **Materiali Sicuri**: Optare per materiali sicuri per il corpo, come il silicone medico o l'ABS privo di ftalati.
- **Dimensioni e Forme**: Considerare le dimensioni e la forma del giocattolo in base alle preferenze e al comfort personali.
- **Funzioni e Caratteristiche**: Esaminare le diverse funzioni, come le diverse modalità di vibrazione o rotazione.

**Sezione 3: Utilizzo Sicuro e
Consapevole dei Giocattoli**

La sicurezza e il benessere sono
prioritari quando si utilizzano giocattoli
sessuali. Discuteremo le pratiche per
un utilizzo sicuro e consapevole.

- **Igiene e Pulizia**: Come pulire e
mantenere puliti i giocattoli per
prevenire infezioni.
- **Lubrificazione**: L'importanza
dell'uso di lubrificante per ridurre l'attrito
e migliorare il comfort.
- **Comunicazione con il Partner**:
Coinvolgere il partner nell'uso dei
giocattoli per migliorare l'intimità e la
complicità.

**Sezione 4: Esplorazione e
Sperimentazione**

I giocattoli sessuali aprono nuove
opportunità di esplorazione e
sperimentazione. Discuteremo come
sfruttare al meglio questa esperienza.

- **Masturbazione Guidata**: Utilizzare i giocattoli per sperimentare diverse forme di stimolazione e scoprire nuove aree sensibili.
- **Fantasie e Immaginazione**: Integrare fantasie sessuali nell'uso dei giocattoli per aumentare il coinvolgimento emotivo.
- **Sperimentare con il Partner**: Coinvolgere il partner nell'esplorazione con i giocattoli per arricchire l'intimità condivisa.

Esplorare il mondo dei giocattoli sessuali può aprire porte nuove e emozionanti nell'esperienza sessuale. Ricordate sempre di esplorare in modo responsabile, rispettando il vostro corpo e le vostre limitazioni. Nel prossimo capitolo, esamineremo come superare le difficoltà che possono sorgere nell'esperienza dell'orgasmo clitorideo.

Capitolo 5: Superare le Difficoltà

L'esperienza dell'orgasmo clitorideo può essere affetta da sfide emotive, fisiche o mentali. In questo capitolo, esploreremo alcuni dei blocchi comuni che possono interferire con il raggiungimento dell'orgasmo clitorideo e discuteremo strategie per superarli.

Sezione 1: Blocchi Mentali ed Emotivi

Spesso, blocchi mentali ed emotivi possono ostacolare il raggiungimento dell'orgasmo clitorideo. Esploreremo come affrontare queste sfide e creare una mentalità aperta e positiva.

- **Ansia da Prestazione**: Come l'ansia e la pressione possono influire negativamente sull'esperienza sessuale e come affrontarle.
- **Vergogna e Colpevolezza**: Affrontare sentimenti di vergogna o colpa legati alla sessualità.

- **Autoconsapevolezza Eccessiva**: Come liberarsi dall'autoconsapevolezza e concentrarsi sul piacere.

Sezione 2: Soluzioni per la Difficoltà nell'Orgasmo Clitorideo

Superare le difficoltà richiede pazienza e auto-compassione. Esamineremo approcci pratici e strategie per affrontare le sfide legate all'orgasmo clitorideo.

- **Esplorazione Individuale**: Sperimentare con la masturbazione per comprendere meglio il proprio corpo e le proprie reazioni.
- **Pratiche di Rilassamento**: Utilizzare tecniche di rilassamento, come la meditazione o la respirazione profonda, per ridurre l'ansia.
- **Comunicazione con il Partner**: Coinvolgere il partner nella discussione delle difficoltà e nella ricerca di soluzioni condivise.

Sezione 3: Quando Cercare Aiuto Professionale

In alcuni casi, può essere utile cercare il supporto di un professionista. Discuteremo quando potrebbe essere appropriato cercare aiuto e cosa aspettarsi da consulenti sessuali o terapisti.

- **Difficoltà Persistenti**: Quando le difficoltà nell'orgasmo clitorideo persistono nel tempo nonostante gli sforzi personali.
- **Fattori Psicologici Complessi**: Affrontare questioni più profonde come traumi passati o disturbi dell'umore.
- **Consulenza Individuale o di Coppia**: Come un consulente sessuale o un terapeuta può aiutare a esplorare e risolvere le sfide.

Affrontare e superare le difficoltà richiede tempo, impegno e auto-amore. Ricordate che ognuno ha una propria esperienza e che non esiste una via unica per raggiungere l'orgasmo clitorideo. Nel prossimo capitolo, esploreremo l'importanza dell'esplorazione personale e della sperimentazione nel contesto dell'orgasmo clitorideo.

Capitolo 6: Esplorazione e Sperimentazione

L'esplorazione personale è un elemento cruciale per scoprire e sviluppare l'orgasmo clitorideo in tutte le sue sfumature. In questo capitolo, esamineremo l'importanza della masturbazione, dell'immaginazione e dell'apertura mentale nell'esplorare il piacere clitorideo.

Sezione 1: Masturbazione come Strumento di Conoscenza

La masturbazione è un modo naturale ed efficace per comprendere meglio il proprio corpo, le preferenze e le reazioni. Discuteremo come la masturbazione può essere utilizzata per esplorare il piacere clitorideo in modo positivo.

- **Conoscere il Proprio Corpo**: Sperimentare con diverse tecniche di stimolazione per identificare ciò che provoca piacere.

- **Senso di Autonomia**: Come la masturbazione può promuovere un senso di controllo e di consapevolezza del proprio corpo.
- **Crescita dell'Intimità**: Condividere le esperienze e le scoperte con il partner per rafforzare l'intimità.

Sezione 2: Fantasie Sessuali e Immaginazione Creativa

L'immaginazione può aggiungere una dimensione emotiva e coinvolgente all'esperienza sessuale. Esploreremo come le fantasie sessuali possono arricchire l'esplorazione del piacere clitorideo.

- **Ruolo delle Fantasie**: Come le fantasie sessuali possono accendere l'immaginazione e intensificare il piacere.
- **Varietà ed Emozioni**: Utilizzare fantasie diverse per sperimentare una gamma di emozioni e sensazioni.
- **Comunicare Fantasie al Partner**: Condividere fantasie con il

partner per aumentare l'intimità e la connessione.

Sezione 3: Sperimentare con Nuove Sensazioni e Approcci

L'orgasmo clitorideo è un'esperienza fluida e in continua evoluzione. Esploreremo come sperimentare con nuove tecniche e approcci può aprire porte a piaceri inaspettati.

- **Variare la Stimolazione**: Esplorare diverse tecniche di stimolazione, dalle carezze leggere alle pressioni più intense.
- **Esplorare le Zone Circostanti**: Stimolare altre zone erogene, come i capezzoli o le orecchie, per amplificare il piacere clitorideo.
- **Giocare con i Ritmi**: Variare i ritmi e le velocità nella stimolazione per sperimentare diverse sensazioni.

L'esplorazione personale è un viaggio di scoperta e crescita sessuale. Ricordate di concedervi il tempo e lo spazio per sperimentare, senza pressioni o aspettative rigide. Nel prossimo capitolo, discuteremo l'importanza di abbracciare la sessualità senza vergogna e di promuovere la consapevolezza del piacere femminile.

Capitolo 7: Il Ruolo dell'Empowerment Sessuale

Abbracciare la sessualità senza vergogna e promuovere la consapevolezza del piacere femminile sono passi fondamentali verso una sessualità appagante e soddisfacente. In questo capitolo, esamineremo come l'empowerment sessuale e la consapevolezza del piacere possono influenzare positivamente la vita sessuale.

Sezione 1: Abbracciare la Sessualità senza Vergogna

La società spesso impongono tabù e aspettative limitanti sulla sessualità. Esploreremo come sfidare questi preconcetti può liberare l'individuo per sperimentare il piacere sessuale senza vergogna.

- **Rifiutare il Vergognarsi**: Come identificare e affrontare le fonti di vergogna legate alla sessualità.

- **Cambiare la Narrazione**: Promuovere una visione positiva della sessualità come parte naturale e sana della vita.

- **Comunità e Supporto**: Trovare spazi e persone che promuovano l'accettazione e l'empowerment sessuale.

Sezione 2: Consapevolezza del Piacere Femminile

Promuovere la consapevolezza del piacere femminile è cruciale per la sessualità soddisfacente. Esploreremo come l'educazione e la comprensione del proprio corpo possono migliorare l'esperienza sessuale.

- **Ricerca di Conoscenza**: Approfondire la conoscenza dell'anatomia, delle zone erogene e delle preferenze personali.

- **Esplorazione Senza Giudizio**: Sperimentare con diversi tipi di piacere senza giudizio o aspettative rigide.

- **Comunicazione con il Partner**: Coinvolgere il partner nelle proprie scoperte e preferenze per migliorare la connessione.

Sezione 3: L'Orgasmo Clitorideo come Parte del Benessere Personale

La sessualità non è solo fisica, ma ha anche un impatto sull'aspetto emotivo e mentale. Discuteremo come l'orgasmo clitorideo può contribuire al benessere complessivo dell'individuo.

- **Liberazione del Tensione**: Come l'orgasmo clitorideo può rilasciare tensioni fisiche ed emotive.
- **Senso di Realizzazione**: Raggiungere l'orgasmo clitorideo può aumentare la fiducia e il senso di realizzazione personale.
- **Integrazione dell'Empowerment Sessuale**: Come l'empowerment sessuale si riflette positivamente in altre aree della vita.

Promuovere l'empowerment sessuale e la consapevolezza del piacere femminile può influenzare positivamente la relazione con se stessi e con il partner. Nel prossimo capitolo, esploreremo l'importanza dell'intimità e della connessione emotiva nella ricerca del piacere sessuale.

Capitolo 8: Intimità e Connessione Emotiva

L'intimità e la connessione emotiva sono pilastri fondamentali per un'esperienza sessuale appagante e significativa. In questo capitolo, esploreremo come sviluppare e coltivare un legame emotivo profondo con il partner per arricchire il piacere sessuale e l'orgasmo clitorideo.

Sezione 1: L'Importanza dell'Intimità Emotiva

L'intimità va oltre il semplice atto fisico; si tratta di condividere emozioni, pensieri e desideri con il partner. Esploreremo come l'intimità emotiva può contribuire al piacere sessuale.

- **Creare una Connessione Profonda**: Approfondire la comprensione reciproca e costruire un legame duraturo.
- **Apertura e Vulnerabilità**: Condividere pensieri, paure e desideri

per creare un ambiente di fiducia reciproca.

- **Rispetto e Empatia**: Ascoltare attentamente il partner e mostrare empatia nei confronti delle sue esperienze.

Sezione 2: Comunicazione Aperta e Onesta

La comunicazione è un elemento chiave per costruire l'intimità e il piacere sessuale. Discuteremo come sviluppare una comunicazione aperta e onesta con il partner.

- **Parlare dei Desideri Sessuali**: Esprimere i propri desideri e ascoltare quelli del partner senza giudizio.
- **Esprimere Bisogni**: Comunicare apertamente ciò che si vuole e ciò di cui si ha bisogno per sperimentare il piacere.
- **Affrontare le Difficoltà**: Discussione aperta di sfide e problemi per lavorare insieme verso soluzioni.

Sezione 3: Integrazione dell'Emotività nella Sessualità

L'esperienza sessuale può essere arricchita dall'integrazione delle emozioni. Esploreremo come connettere l'aspetto emotivo con l'aspetto fisico del piacere sessuale.

- **Sperimentare le Emozioni**: Consentire alle emozioni di emergere durante l'attività sessuale per intensificare il piacere.
- **Piacere e Affetto**: Integrare l'affetto e l'amore nell'esperienza sessuale per creare una connessione più profonda.
- **Post-Orgasmo e Intimità**: Abbracciare l'intimità dopo l'orgasmo per mantenere il legame emotivo.

L'intimità emotiva può rendere l'esperienza sessuale più significativa, profonda e soddisfacente. Coltivare una connessione profonda con il partner può contribuire in modo significativo all'arricchimento dell'orgasmo clitorideo. Nel prossimo capitolo, faremo un riepilogo di tutti i concetti e le pratiche discusse in questo libro.

Capitolo 9: Sessualità e Benessere Generale

La sessualità e il benessere generale sono collegati in modi profondi e sfumati. In questo capitolo, esploreremo come una sessualità appagante possa influenzare il benessere complessivo e come il benessere generale possa a sua volta migliorare l'esperienza sessuale.

Sezione 1: L'Influenza del Benessere sulla Sessualità

Uno stato di benessere generale può avere un impatto positivo sulla sessualità. Discuteremo come una buona salute fisica e mentale possa contribuire a un'esperienza sessuale più piacevole e appagante.

- **Equilibrio Ormonale**: Come l'equilibrio degli ormoni può influenzare il desiderio sessuale e la risposta sessuale.

- **Gestione dello Stress**: Come la riduzione dello stress può liberare la mente e il corpo per il piacere sessuale.
- **Benessere Emotivo**: Come una buona salute mentale può favorire una connessione più profonda con il proprio corpo e con il partner.

Sezione 2: L'Influenza della Sessualità sul Benessere

La sessualità può influenzare il benessere complessivo, contribuendo a una migliore salute fisica e mentale. Esploreremo come l'orgasmo clitorideo e l'espressione sessuale consapevole possano avere effetti positivi sulla salute generale.

- **Rilascio di Endorfine**: Come l'orgasmo clitorideo può attivare la liberazione di endorfine, noti come "ormoni del piacere".
- **Miglioramento del Sonno**: Come l'esperienza sessuale rilassante

può contribuire a un sonno di migliore qualità.

- **Aumento dell'Autostima**: Come una sessualità soddisfacente può migliorare la percezione di sé e la fiducia in sé stessi.

Sezione 3: Integrazione di Sessualità e Benessere nella Vita Quotidiana

Integrare la sessualità e il benessere nella vita quotidiana può portare a una vita sessuale più appagante e una migliore qualità generale della vita. Esploreremo strategie pratiche per equilibrare questi aspetti.

- **Auto-Cura**: Come prendersi cura del proprio corpo attraverso l'esercizio fisico, la dieta e il riposo.
- **Gestione dello Stress**: Strategie per gestire lo stress quotidiano e creare uno spazio per l'intimità e il piacere.
- **Esplorazione Emotiva**: Come esplorare emozioni e desideri può migliorare la connessione con il proprio corpo e il partner.

Ricordati che la sessualità è solo una parte dell'equazione del benessere generale, ma può contribuire in modo significativo a una vita più sana e appagante. Trovare un equilibrio tra sessualità e benessere richiede un impegno costante verso l'autocura e la consapevolezza.

Capitolo 10: Connettersi con il Corpo attraverso l'Esercizio Fisico

L'esercizio fisico non solo contribuisce al benessere generale, ma può anche avere un impatto positivo sulla sessualità. In questo capitolo, esploreremo come l'attività fisica possa favorire la connessione con il corpo e arricchire l'esperienza sessuale, inclusa quella dell'orgasmo clitorideo.

Sezione 1: L'Effetto dell'Esercizio sull'Anatomia e la Salute Pelvica

L'esercizio fisico regolare può influenzare positivamente la salute pelvica e l'anatomia, creando una base solida per l'esperienza sessuale. Esploreremo come l'esercizio possa influire su questi aspetti.

- **Fortificare i Muscoli Pelvici**: Come l'esercizio può aiutare a tonificare i muscoli del pavimento pelvico, favorendo una migliore sensibilità e controllo.

- **Aumentare la Circolazione Sanguigna**: Come l'attività fisica può migliorare la circolazione sanguigna nella regione pelvica, aumentando la sensibilità.

Sezione 2: L'Esplorazione Corporea tramite il Movimento

L'esercizio fisico può aiutarti a sviluppare una maggiore consapevolezza del tuo corpo e delle sue sensazioni. Discuteremo come l'attività fisica può favorire un legame più profondo con il corpo e potenziare l'esperienza sessuale.

- **Mindfulness nel Movimento**: Come praticare la mindfulness durante l'esercizio può aumentare la consapevolezza corporea.
- **Esplorazione Sensuale**: Utilizzare l'esercizio come un'opportunità per esplorare le sensazioni del corpo e la reazione alle diverse attività.

Sezione 3: Esplorare l'Intimità con l'Esercizio di Coppia

L'esercizio fisico può anche diventare un modo divertente ed emozionante per condividere l'intimità con il tuo partner. Esploreremo come l'esercizio di coppia possa creare un legame più forte e favorire l'intimità sessuale.

- **Allenamento di Coppia**: Partecipare a classi di fitness o esercitarsi insieme per creare una connessione emotiva attraverso il movimento.
- **Esplorazione dei Confini**: Sperimentare esercizi di coppia che richiedono comunicazione, fiducia e collaborazione.

L'integrazione dell'esercizio fisico nella tua vita può avere impatti positivi sia sulla tua salute generale che sulla tua sessualità. Sii aperto all'esplorazione e alle nuove sensazioni che il movimento può portare al tuo corpo. Ricorda che l'obiettivo è di creare un legame più profondo con il tuo corpo e di vivere un'esperienza sessuale arricchita e soddisfacente.

Capitolo 11: L'Importanza del Post-Orgasmo

Il momento successivo all'orgasmo, spesso trascurato, può avere un impatto significativo sulla connessione emotiva e sul benessere sessuale. In questo capitolo, esploreremo l'importanza del post-orgasmo e come abbracciare questo momento può arricchire l'esperienza sessuale.

Sezione 1: L'Espansione dell'Intimità Dopo l'Orgasmo

L'intimità non si ferma con l'orgasmo; anzi, può continuare a crescere nel momento successivo. Discuteremo come l'abbraccio dell'intimità dopo l'orgasmo possa favorire una connessione ancora più profonda con il partner.

- **Abbracciare il Rilassamento**: Come il post-orgasmo può portare a una sensazione di rilassamento e intimità con il partner.

- **Comunicazione Emotiva**: Utilizzare il momento dopo l'orgasmo per condividere emozioni, pensieri e desideri.

Sezione 2: Il Dopo-Care: Coccole e Cura Personale

Il "dopo-care" è un concetto spesso associato alle pratiche BDSM, ma può essere applicato anche all'esperienza sessuale in generale. Esploreremo come prendersi cura di sé stessi e del partner dopo l'orgasmo possa promuovere un'esperienza sessuale più positiva e appagante.

- **Coccole e Tenera Attenzione**: Utilizzare il momento per offrire carezze e affetto al partner, creando un legame più forte.
- **Riposo e Recupero**: Dedicare del tempo al riposo e al recupero, permettendo al corpo di rilassarsi dopo l'esperienza sessuale.

Sezione 3: Integrazione dell'Orgasmo nella Vita Quotidiana

L'orgasmo non è solo un momento fugace; può avere effetti duraturi sulla tua connessione con te stesso e con il tuo partner. Esploreremo come integrare l'orgasmo nella tua vita quotidiana può migliorare la tua relazione con la sessualità e il piacere.

- **Riflessione e Consapevolezza**: Prenditi del tempo per riflettere sull'esperienza dell'orgasmo e sulla connessione emotiva che ne deriva.
- **Portare il Piacere in Altri Aspetti della Vita**: Utilizzare la positività dell'orgasmo per alimentare emozioni positive in altre sfere della tua vita.

L'orgasmo non segna la fine dell'esperienza sessuale, ma può essere un punto di partenza per una connessione più profonda e appagante con te stesso e con il tuo partner. Non sottovalutare il potere del post-orgasmo nell'arricchire la tua vita sessuale e emotiva complessiva.

Capitolo 12: Affrontare i Cambiamenti Sessuali nell'Arco della Vita

La sessualità è un aspetto mutevole che si evolve lungo l'arco della vita. In questo capitolo, esploreremo come i cambiamenti sessuali durante diverse fasi della vita possano influenzare l'esperienza dell'orgasmo clitorideo e come adattarsi a questi cambiamenti in modo consapevole.

Sezione 1: Sessualità nell'Adolescenza e nella Giovinezza

L'adolescenza e la giovinezza sono periodi di esplorazione sessuale e cambiamenti ormonali. Discuteremo come affrontare le sfide e le scoperte di questa fase della vita in relazione all'orgasmo clitorideo.

- **Educazione Sessuale**: L'importanza di un'educazione sessuale completa e inclusiva per guidare i giovani attraverso i cambiamenti.

- **Esplorazione Consapevole**: Come promuovere l'esplorazione sessuale in modo consapevole e sicuro.

Sezione 2: Sessualità nell'Età Adulta e nella Maturità

L'età adulta e la maturità portano con sé nuove sfide e cambiamenti nel corpo e nelle emozioni. Esploreremo come mantenere un'esperienza sessuale appagante in queste fasi della vita.

- **Cambiamenti Ormonali**: Come affrontare i cambiamenti ormonali legati all'età adulta e alla maturità.
- **Adattamento alle Esigenze Cambianti**: Come adattare le pratiche e le preferenze sessuali ai cambiamenti del corpo e della mente.

Sezione 3: Sessualità nell'Anzianità

L'anzianità porta con sé una serie di cambiamenti fisici e sociali. Discuteremo come continuare a coltivare una sessualità appagante e sostenibile nell'anzianità.

- **Promuovere il Benessere Generale**: Come il mantenimento di uno stile di vita sano può contribuire a una sessualità soddisfacente anche nell'anzianità.
- **Comunicazione e Adattamento**: L'importanza di una comunicazione aperta con il partner per adattare l'esperienza sessuale alle esigenze cambianti.

Affrontare i cambiamenti sessuali lungo l'arco della vita richiede adattabilità, consapevolezza e comunicazione. Prendersi cura della propria sessualità in ogni fase della vita può portare a un'esperienza sessuale appagante e gratificante.

Capitolo 13: Mitologia, Cultura e Sessualità

La sessualità è profondamente influenzata dalla cultura, dalla mitologia e dalle narrazioni che circondano una società. In questo capitolo, esploreremo come queste influenze possono plasmare le nostre aspettative, i nostri desideri e le nostre percezioni riguardo all'orgasmo clitorideo e alla sessualità in generale.

Sezione 1: Rappresentazioni Culturali della Sessualità

Ogni cultura ha le proprie rappresentazioni e norme legate alla sessualità. Esploreremo come le rappresentazioni culturali possano influenzare il modo in cui percepiamo il piacere sessuale e l'orgasmo clitorideo.

- **Norme e Tabù Culturali**: Come le norme culturali possono influenzare le aspettative sessuali e il piacere.

- **Confronto e Conoscenza**: Esplorare le differenze culturali può ampliare la comprensione della sessualità.

Sezione 2: La Mitologia e il Simbolismo Sessuale

La mitologia spesso usa simbolismo sessuale per rappresentare temi più profondi. Discuteremo come le storie mitologiche possono influenzare la nostra relazione con il piacere sessuale e l'orgasmo clitorideo.

- **Venerare la Sessualità**: Come alcune culture antiche hanno considerato la sessualità come parte sacra della vita.
- **Ricerca dell'Equilibrio**: Utilizzare le storie mitologiche per riflettere su come integrare la sessualità con altri aspetti della vita.

Sezione 3: Creare Nuove Narrazioni di Sessualità

Le narrazioni e le rappresentazioni
sessuali possono essere cambiate e
ridefinite. Esploreremo come creare
nuove narrazioni di sessualità
consapevole e sana può influenzare
positivamente la nostra esperienza
dell'orgasmo clitorideo.

- **Sessualità Come Espressione Individuale**: Come riflettere sulla propria sessualità in modo consapevole, piuttosto che basarsi su norme preconfezionate.
- **Abbracciare la Varietà**: Promuovere una comprensione aperta e inclusiva della sessualità, accogliendo la diversità delle esperienze.

La cultura e la mitologia possono
influenzare profondamente la nostra
relazione con il piacere sessuale, ma è
importante ricordare che siamo in
grado di reinterpretare queste influenze
in modo da creare una connessione
sessuale consapevole e gratificante.

Capitolo 14: Sessualità, Tecnologia e Privacy

L'era digitale ha introdotto nuove sfide e opportunità per la sessualità. In questo capitolo, esploreremo come la tecnologia possa influenzare l'esperienza sessuale e come preservare la privacy e la connessione emotiva nel mondo digitale.

Sezione 1: Sessualità e Tecnologia: Nuove Frontiere

La tecnologia ha cambiato il modo in cui viviamo e sperimentiamo la sessualità. Discuteremo come l'uso di dispositivi digitali, app e giochi sessuali possa arricchire l'esperienza sessuale.

- **Giocattoli Sessuali Connessi**: Come i giocattoli sessuali controllabili tramite app possano aumentare l'intimità a distanza.
- **Esplorazione Virtuale**: Utilizzare la realtà virtuale o gli incontri online per esplorare la sessualità in modi nuovi.

Sezione 2: Privacy e Consentimento nell'Era Digitale

La privacy e il consenso sono aspetti cruciali della sessualità digitale. Esploreremo come preservare la privacy e garantire il consenso nella comunicazione e nell'uso della tecnologia.

- **Comunicazione Rispettosa**: L'importanza di comunicare apertamente le preferenze e i confini anche nell'ambito digitale.
- **Consapevolezza dei Rischi**: Riconoscere e affrontare le potenziali minacce alla privacy online.

Sezione 3: Tecnologia e Intimità Emotiva

Nonostante le distanze create dalla tecnologia, è possibile mantenere l'intimità emotiva nella sessualità digitale. Discuteremo come creare connessioni autentiche e profonde attraverso il mondo digitale.

- **Comunicazione Emotiva**: Utilizzare i mezzi digitali per condividere emozioni e pensieri con il partner.
- **Creatività Digitale**: Esplorare nuove forme di espressione sessuale e di connessione emotiva attraverso la tecnologia.

La tecnologia può ampliare le possibilità della sessualità, ma è essenziale mantenerla al servizio della connessione emotiva, della privacy e del consenso. Trovare un equilibrio tra l'uso della tecnologia e la preservazione delle relazioni autentiche è fondamentale nell'era digitale.

Capitolo 15: Esplorare Fantasie e Giochi di Ruolo

Le fantasie sessuali e i giochi di ruolo sono potenti strumenti per arricchire l'esperienza sessuale e stimolare l'immaginazione. In questo capitolo, esploreremo come esplorare fantasie e giochi di ruolo consapevoli e consensuali possa portare nuova eccitazione e intimità alla tua vita sessuale.

Sezione 1: Il Potere delle Fantasie Sessuali

Le fantasie sessuali sono una parte naturale della sessualità umana. Discuteremo come le fantasie possano essere utilizzate per aumentare l'anticipazione e il piacere sessuale.

- **Espressione Creativa**: Come le fantasie possono essere una forma di espressione creativa e di autoconoscenza.

- **Comunicazione Con il Partner**: Come condividere fantasie con il partner può creare un terreno comune per la sperimentazione.

Sezione 2: Giochi di Ruolo Consentiti e Consensuali

I giochi di ruolo possono aggiungere una nuova dimensione di emozione e intimità alla sessualità. Esploreremo come abbracciare i giochi di ruolo consensuali e rispettosi possa favorire una connessione più profonda.

- **Creazione di Scenari**: Come creare scenari di gioco di ruolo che stimolino l'immaginazione e il piacere.
- **Comunicazione delle Aspettative**: L'importanza di comunicare chiaramente i limiti e le aspettative prima di iniziare un gioco di ruolo.

Sezione 3: Esplorare il Nuovo e l'Inaspettato

L'esplorazione sessuale attraverso fantasie e giochi di ruolo può portare a nuove scoperte. Discuteremo come l'apertura all'inaspettato e al nuovo possa ampliare i confini dell'esperienza sessuale.

- **Sorprendere Se Stessi e il Partner**: Come l'approccio aperto all'inaspettato possa rinvigorire la passione.
- **Pratiche Consapevoli**: Come esplorare nuovi territori sessuali in modo consapevole e rispettoso.

Esplorare fantasie e giochi di ruolo richiede comunicazione aperta, consenso e rispetto per i confini. Quando affrontati in modo consapevole, possono arricchire l'esperienza sessuale, creare intimità e stimolare la creatività.

Capitolo 16: Promuovere l'Educazione Sessuale in Tutti gli Aspetti della Vita

L'educazione sessuale è un percorso continuo che attraversa tutte le fasi della vita. In questo capitolo, esploreremo l'importanza di promuovere un'educazione sessuale aperta, inclusiva e basata sulla consapevolezza in ogni aspetto della nostra vita.

Sezione 1: Educazione Sessuale in Famiglia ed Educazione Formale

L'educazione sessuale inizia in famiglia e continua attraverso l'istruzione formale. Discuteremo come promuovere una comunicazione aperta e basata sulla consapevolezza sia in famiglia che nelle scuole.

- **Dialogo Aperto con i Figli**: L'importanza di discutere apertamente la sessualità con i figli in modo sensibile e rispettoso.

- **Educazione nelle Scuole**: Come promuovere un'educazione sessuale completa, inclusiva e basata sulla consapevolezza nelle scuole.

Sezione 2: Promuovere l'Empowerment Sessuale

L'educazione sessuale dovrebbe essere incentrata sull'empowerment e sul consentimento. Esploreremo come promuovere l'empowerment sessuale in tutti gli aspetti della vita.

- **Consapevolezza del Corpo**: Come insegnare la consapevolezza del corpo e la fiducia in sé stessi fin da giovani.
- **Prevenzione del Trauma Sessuale**: Come educare sulle situazioni di rischio e prevenire il trauma sessuale.

Sezione 3: Oltre l'Età Adulta: Promuovere l'Educazione Sessuale Durante Tutto l'Arco della Vita

L'educazione sessuale non ha limiti di
età. Discuteremo come promuovere
un'apprendimento continuo e una
comprensione in evoluzione della
sessualità in tutte le fasi della vita.

- **L'Importanza della Ricerca**:
Come continuare a cercare
informazioni e risorse sulla sessualità
anche durante l'età adulta e oltre.
- **Supporto nelle Fasi di
Cambiamento**: Come l'educazione
sessuale può aiutare a navigare
attraverso i cambiamenti sessuali lungo
l'arco della vita.

Promuovere l'educazione sessuale
consapevole e inclusiva in tutti gli
aspetti della vita è essenziale per
creare una società in cui la sessualità
sia vissuta in modo sano, consapevole
e rispettoso. L'educazione sessuale
non dovrebbe mai terminare, ma
dovrebbe crescere e adattarsi insieme
a noi, contribuendo a una vita sessuale
appagante e gratificante.

Capitolo 17: Sessualità e Disabilità

La sessualità è un aspetto fondamentale dell'esperienza umana, che riguarda persone di tutte le abilità e disabilità. In questo capitolo, esploreremo come affrontare la sessualità nelle persone con disabilità, affrontando le sfide uniche che possono emergere e celebrando la diversità di esperienze.

Sezione 1: Rompere gli Stereotipi e Promuovere l'Inclusione

Discuteremo come la società possa perpetuare stereotipi e pregiudizi riguardo alla sessualità delle persone con disabilità. Esploreremo come promuovere un'educazione sessuale inclusiva che consideri le diverse esperienze e desideri.

- **Sessualità Come Espressione Universale**: Come sfidare l'idea che le persone con disabilità non abbiano desideri sessuali o bisogni di intimità.

- **Promuovere l'Empowerment**: Come sostenere le persone con disabilità nell'esplorazione consapevole della propria sessualità.

Sezione 2: Affrontare Sfide Fisiche e Psicologiche

Le persone con disabilità possono affrontare sfide fisiche e psicologiche uniche nella sfera sessuale. Esploreremo come superare queste sfide e creare spazi di intimità soddisfacente.

- **Adattare le Pratiche Sessuali**: Come trovare modi creativi per adattare le pratiche sessuali alle abilità e alle esigenze individuali.
- **Affrontare le Sfide dell'Autostima**: Come affrontare le sfide dell'autostima e dell'immagine corporea nelle persone con disabilità.

Sezione 3: Comunicazione e Relazione

La comunicazione aperta e rispettosa è fondamentale nelle relazioni intime, indipendentemente dalle abilità. Discuteremo come favorire una comunicazione consapevole e sincera nella sessualità delle persone con disabilità.

- **Comunicare i Desideri e i Limiti**: L'importanza di comunicare chiaramente desideri e limiti con il partner.
- **Coinvolgimento dei Partner**: Come i partner possono essere sostenitori dell'esplorazione sessuale consapevole e inclusiva.

La sessualità è un diritto umano che appartiene a tutte le persone, indipendentemente dalle loro abilità. Promuovere un'educazione sessuale inclusiva e un dialogo aperto può contribuire a creare spazi in cui ogni individuo possa esplorare e vivere una sessualità appagante e consapevole.

Capitolo 18: Sessualità e Identità di Genere

L'esperienza sessuale è fortemente influenzata dall'identità di genere di ciascun individuo. In questo capitolo, esploreremo come le diverse identità di genere possano influenzare l'esperienza sessuale e come promuovere un'approccio inclusivo e rispettoso.

Sezione 1: Affrontare le Norme di Genere e le Pressioni Sociali

Esploreremo come le norme di genere e le pressioni sociali possano influenzare l'esperienza sessuale delle persone con identità di genere non conformi. Discuteremo come sfidare queste norme e promuovere un ambiente di accettazione.

- **Affrontare i Ruoli di Genere Stereotipati**: Come sfidare i ruoli di genere tradizionali e creare spazi in cui le persone possano esprimere liberamente la loro sessualità.

- **Promuovere la Consapevolezza di Sé**: Come incoraggiare l'esplorazione e l'accettazione di sé stessi, indipendentemente dalle aspettative di genere.

Sezione 2: Sessualità in Transizione di Genere

Esploreremo come l'esperienza sessuale possa evolvere durante e dopo la transizione di genere. Discuteremo come affrontare le sfide e celebrare le nuove possibilità.

- **Esplorazione Corporea durante la Transizione**: Come affrontare i cambiamenti corporei e sperimentare una nuova connessione con il proprio corpo.

- **Affrontare Sfide Emotive**: Come affrontare le sfide emotive legate alla sessualità durante e dopo la transizione.

Sezione 3: Esplorare Intimità e Relazioni Non Convenzionali

Le identità di genere non conformi possono portare a relazioni e intimità non convenzionali. Discuteremo come promuovere un'approccio rispettoso alle relazioni che sfidano le norme di genere tradizionali.

- **Esplorare Nuove Forme di Intimità**: Come esplorare nuovi modi di vivere l'intimità e l'esperienza sessuale in relazioni non convenzionali.
- **Affrontare la Discriminazione**: Come affrontare la discriminazione e le sfide sociali che possono emergere in relazioni non conformi.

L'identità di genere è un aspetto fondamentale dell'esperienza sessuale e dovrebbe essere affrontata con rispetto, apertura e consapevolezza. Promuovere un'educazione sessuale inclusiva e fornire spazi sicuri per l'esplorazione sessuale può contribuire a una maggiore comprensione e rispetto delle diverse esperienze di genere.

Capitolo 19: Tantra e Sessualità Spirituale

Il tantra è una pratica millenaria che abbraccia la sessualità come parte integrante dell'esperienza spirituale. In questo capitolo, esploreremo come il tantra e la sessualità spirituale possano influenzare e arricchire l'esperienza sessuale, favorendo una connessione più profonda con il corpo e l'anima.

Sezione 1: Il Significato del Tantra e della Sessualità Spirituale

Esploreremo le radici e i principi fondamentali del tantra, sottolineando come questa pratica possa portare a una connessione più profonda con il proprio io, il proprio partner e il mondo circostante.

- **Sacralità del Corpo e della Sessualità**: Come il tantra considera il corpo e la sessualità come sacri e preziosi.

- **Integrazione dell'Espiritualità nella Sessualità**: Come il tantra unisce la dimensione fisica e spirituale dell'essere umano.

Sezione 2: Pratiche Tantriche per l'Intimità

Esploreremo alcune pratiche tantra che possono arricchire l'intimità sessuale e promuovere una connessione più profonda con il partner.

- **Respiro Cosciente**: Come praticare il respiro consapevole per aumentare la presenza e l'intimità durante l'atto sessuale.
- **Rituali di Conoscenza**: Come creare rituali di conoscenza e condivisione con il partner per favorire un legame più profondo.

Sezione 3: Oltre l'Orgasmo Fisico: Orgasmo Energetico

Esploreremo il concetto di "orgasmo energetico" nel tantra, che va oltre

l'esperienza fisica per coinvolgere
l'energia vitale del corpo.

- **Coltivare l'Energia Sessuale**:
Come canalizzare l'energia sessuale
attraverso il corpo per un'esperienza di
piacere più completa.
- **Connettività Emotiva ed
Energetica**: Come l'orgasmo
energetico può promuovere una
connessione più profonda ed
emozionale con il partner.

Il tantra offre un'opportunità di
esplorare la sessualità in modo nuovo
e consapevole, promuovendo una
connessione più profonda con il corpo,
la mente e lo spirito. Le pratiche tantra
possono portare a una maggiore
consapevolezza, intimità e piacere
nell'esperienza sessuale.

Capitolo 20: Sessualità Consapevole nel Rapporto a Distanza

Le relazioni a distanza sono sempre più comuni nell'era moderna, ma possono presentare sfide uniche alla sfera sessuale. In questo capitolo, esploreremo come mantenere una connessione sessuale soddisfacente e consapevole nonostante la distanza fisica.

Sezione 1: Comunicazione Aperta e Trasparente

Esploreremo l'importanza della comunicazione aperta e trasparente nel mantenere viva la connessione sessuale a distanza.

- **Esprimere Desideri e Bisogni**: Come comunicare chiaramente desideri e bisogni sessuali con il partner.
- **Superare la Timidezza**: Come superare l'eventuale timidezza

nell'apertura alla discussione di temi intimi.

Sezione 2: Utilizzare la Tecnologia in Modo Creativo

Discuteremo come la tecnologia possa essere utilizzata in modo creativo per mantenere la connessione sessuale a distanza.

- **Sessualità Virtuale**: Come utilizzare la videochiamata e altri mezzi digitali per mantenere l'intimità visiva e verbale.
- **Sperimentare Giocattoli Sessuali Connessi**: Come l'uso di giocattoli sessuali connessi può portare un nuovo livello di coinvolgimento fisico.

Sezione 3: Creare Rituali di Intimità a Distanza

Esploreremo come creare rituali di intimità a distanza possa aiutare a mantenere il legame sessuale e emotivo.

- **Creare Momenti di Intimità Virtuale**: Come pianificare sessioni intime, come cene virtuali o momenti di relax insieme.
- **Condivisione Creativa**: Come condividere pensieri, fantasie e desideri in modo creativo attraverso mezzi digitali.

Le relazioni a distanza possono essere sfidanti, ma con la giusta comunicazione, creatività e apertura, è possibile mantenere una connessione sessuale consapevole e soddisfacente. La tecnologia può essere un alleato prezioso nella preservazione dell'intimità anche quando la distanza fisica è presente.

Capitolo 21: Sessualità e Terza Età

La sessualità è un aspetto della vita che continua ad evolversi anche nella terza età. In questo capitolo, esploreremo come mantenere una sessualità appagante e consapevole durante questa fase della vita, affrontando i cambiamenti fisici e sociali che possono presentarsi.

Sezione 1: Cambiamenti Fisici e Sessuali

Esploreremo come i cambiamenti fisici legati all'invecchiamento possano influenzare la sessualità e come adattarsi a questi cambiamenti in modo consapevole.

- **Cambiamenti Ormonali**: Come i cambiamenti ormonali possono influenzare la libido e le risposte sessuali.
- **Affrontare le Sfide Fisiche**: Come affrontare le sfide legate a

problemi di salute, dolore e mobilità limitata.

Sezione 2: Promuovere il Benessere Sessuale

Discuteremo come promuovere il benessere sessuale nella terza età, focalizzandosi sulla salute mentale, fisica ed emotiva.

- **Sessualità e Salute Mentale**: Come la salute mentale può influenzare l'esperienza sessuale e viceversa.
- **Attività Fisica e Alimentazione**: Come uno stile di vita sano possa contribuire a una sessualità soddisfacente.

Sezione 3: Comunicazione e Relazione

Esploreremo come mantenere la comunicazione e l'intimità emotiva con il partner nella terza età, creando spazi per la connessione sessuale e affettiva.

- **Adattamento delle Pratiche Sessuali**: Come adattare le pratiche sessuali ai cambiamenti fisici e alle esigenze individuali.
- **Esplorazione Nuova e Continua**: Come l'età avanzata possa portare a una maggiore apertura all'esplorazione e alla sperimentazione.

L'esperienza sessuale non termina con l'età, ma evolve e cambia. Mantenere una sessualità appagante e consapevole richiede adattabilità, comunicazione aperta e la volontà di esplorare nuove modalità di piacere e intimità.

Capitolo 22: Superare Blocchi e Inibizioni Sessuali

Molte persone affrontano blocchi, paure e inibizioni sessuali che possono limitare l'esperienza del piacere e dell'intimità. In questo capitolo, esploreremo come affrontare queste sfide in modo consapevole, promuovendo la guarigione e la crescita personale.

Sezione 1: Identificare le Origini dei Blocchi Sessuali

Esploreremo le possibili origini dei blocchi sessuali, che possono variare da esperienze passate a condizionamenti culturali o aspettative distorte.

- **Esplorare il Passato**: Come riflettere sulle esperienze passate che possono aver influenzato la percezione della sessualità.
- **Condizionamenti Culturali e Sociali**: Come le norme culturali e

sociali possono influenzare l'immagine di sé e la sessualità.

Sezione 2: Promuovere l'Auto-Consapevolezza Sessuale

Discuteremo come promuovere l'auto-consapevolezza sessuale possa aiutare a riconoscere e superare i blocchi sessuali.

- **Mindfulness e Sessualità**: Come la pratica della mindfulness possa aiutare a connettersi con il momento presente e a superare l'ansia.
- **Esplorazione del Corpo**: Come esplorare il proprio corpo in modo consapevole possa favorire una maggiore fiducia e intimità.

Sezione 3: Affrontare i Traumi Sessuali e le Paure

Esploreremo come affrontare i traumi sessuali e le paure che possono influenzare l'esperienza sessuale.

- **Affrontare i Traumi Passati**: Come cercare supporto professionale per elaborare i traumi sessuali passati.
- **Lavoro con un Terapeuta Sessuale**: Come lavorare con un terapeuta sessuale esperto può aiutare a superare le paure e a recuperare il piacere sessuale.

Affrontare i blocchi sessuali richiede pazienza, auto-compassione e, talvolta, il supporto di professionisti esperti. Superare queste sfide può portare a una maggiore apertura al piacere, all'intimità e alla crescita personale.

Capitolo 23: Sessualità e Mindfulness

La mindfulness, o consapevolezza, è una pratica che può arricchire l'esperienza sessuale, promuovendo una connessione più profonda con il corpo, le sensazioni e il momento presente. In questo capitolo, esploreremo come integrare la mindfulness nella sessualità per vivere un piacere più intenso e consapevole.

Sezione 1: L'Approccio Mindful alla Sessualità

Esploreremo il concetto di mindfulness e come possa essere applicato all'esperienza sessuale.

- **Presenza nel Momento**: Come focalizzarsi sul momento presente possa aumentare l'intensità delle sensazioni sessuali.
- **Connessione con il Corpo**: Come la mindfulness possa aiutare a connettersi con le sensazioni fisiche e

a sperimentare il piacere in modo più profondo.

Sezione 2: Pratiche Mindful per la Sessualità

Discuteremo alcune pratiche mindful che possono arricchire l'esperienza sessuale e promuovere una connessione più intima con il partner.

- **Respiro Consapevole**: Come praticare il respiro consapevole possa aiutare a rimanere presenti durante l'atto sessuale.
- **Esplorazione Tattile**: Come utilizzare il senso del tatto in modo consapevole per intensificare le sensazioni.

Sezione 3: Mindfulness e Intimità Emotiva

Esploreremo come la mindfulness possa favorire l'intimità emotiva durante l'esperienza sessuale.

- **Ascolto Empatico**: Come praticare l'ascolto empatico possa promuovere una comunicazione più profonda con il partner.
- **Condivisione Emotiva**: Come condividere le emozioni in modo aperto e consapevole possa rafforzare il legame.

L'integrazione della mindfulness nella sessualità può portare a un'esperienza più consapevole, intensa e soddisfacente. La pratica della mindfulness può contribuire a liberarsi dalle distrazioni e ad apprezzare pienamente il piacere presente nel momento.

Capitolo 24: La Sessualità Come Atto di Auto-Amore

La sessualità può essere un atto di auto-amore e auto-cura, contribuendo a una relazione positiva con il proprio corpo, il proprio piacere e il proprio benessere. In questo capitolo, esploreremo come sviluppare un rapporto sano e amorevole con la sessualità e come promuovere l'autenticità nell'espressione del proprio desiderio.

Sezione 1: La Relazione con il Proprio Corpo

Esploreremo come sviluppare una relazione positiva con il proprio corpo possa influenzare l'esperienza sessuale.

- **Auto-Compassione**: Come praticare l'auto-compassione possa aiutare a superare l'auto-critica e l'insicurezza corporea.

- **Accettazione del Corpo**: Come accettare il proprio corpo in tutte le sue forme possa favorire la fiducia sessuale.

Sezione 2: Auto-Esplorazione e Auto-Consapevolezza

Discuteremo come l'auto-esplorazione e l'auto-consapevolezza possano contribuire a una sessualità più appagante.

- **Conoscenza del Proprio Piacere**: Come esplorare il proprio corpo e le proprie preferenze possa migliorare l'esperienza sessuale.
- **Sperimentare la Solitudine Consapevole**: Come praticare la sessualità da soli possa promuovere un rapporto più intimo con sé stessi.

Sezione 3: Sessualità e Benessere Emotivo

Esploreremo come la sessualità possa influenzare il benessere emotivo e viceversa.

- **Sessualità Come Rilascio Emotivo**: Come l'atto sessuale possa essere un mezzo per rilasciare emozioni accumulate.
- **Collegamento con l'Intimità Emotiva**: Come promuovere un'intimità emozionale più profonda attraverso la sessualità.

Abbracciare la sessualità come atto di auto-amore richiede onestà, accettazione e la volontà di ascoltare i propri desideri e bisogni. Promuovere l'auto-empowerment e l'autenticità nella sessualità può contribuire a una relazione più sana e amorevole con il proprio corpo e il proprio piacere.

Conclusioni

In questo viaggio attraverso l'orgasmo clitorideo, abbiamo esplorato una varietà di argomenti che vanno dalla fisiologia all'empowerment sessuale, passando per l'intimità emotiva e la sperimentazione personale. Questo libro si è proposto di fornire conoscenze, strumenti e prospettive per arricchire la vita sessuale e promuovere il piacere clitorideo in modo consapevole e appagante.

Abbiamo imparato che il piacere clitorideo non è solo un aspetto fisico, ma coinvolge l'anatomia, la mente e l'emozione. Abbiamo esplorato come l'educazione sessuale e l'autoconoscenza possono essere fondamentali per raggiungere un orgasmo clitorideo soddisfacente. La comunicazione aperta con il partner è stata enfatizzata come un mezzo per condividere desideri, aspettative e sfide, creando un legame emotivo profondo.

Abbiamo esplorato anche l'uso dei giocattoli sessuali come strumento per arricchire l'esperienza sessuale e come l'empowerment sessuale può influire positivamente sulla vita sessuale e complessiva. La consapevolezza del piacere femminile è stata sottolineata come chiave per una sessualità appagante e soddisfacente.

L'intimità emotiva è stata riconosciuta come fondamentale per creare un legame significativo e profondo con il partner, arricchendo il piacere sessuale e l'esperienza dell'orgasmo clitorideo.

Infine, siamo arrivati alla consapevolezza che ogni individuo è unico, con le proprie preferenze, desideri e sfide. Questo libro ha fornito informazioni e strumenti, ma è importante ricordare che l'esperienza sessuale è personale e in continua evoluzione.

Che tu sia alla ricerca di nuove conoscenze, di approfondire l'intimità con il tuo partner o di esplorare il piacere personale, speriamo che questo libro ti abbia offerto risorse utili e spunti per arricchire la tua vita sessuale. Ricorda che l'empowerment sessuale è un viaggio, e il percorso verso il piacere clitorideo è un aspetto prezioso di questo viaggio.

Risorse Aggiuntive

Durante la lettura di questo libro sull'orgasmo clitorideo, potresti aver sviluppato un interesse più profondo per l'argomento e potresti desiderare ulteriori informazioni e risorse per approfondire la tua comprensione e arricchire la tua esperienza sessuale. Ecco alcune risorse aggiuntive che potrebbero esserti utili:

1. **Libri:**
   - "Come as You Are: The Surprising New Science that Will Transform Your Sex Life" di Emily Nagoski
   - "Women's Anatomy of Arousal: Secret Maps to Buried Pleasure" di Sheri Winston
   - "Come Hither: A Commonsense Guide to Kinky Sex" di Gloria G. Brame
2. **Siti Web e Blog:**
   - Scarleteen (https://www.scarleteen.com/): Un sito web educativo sulla

sessualità per adolescenti e giovani adulti.

- OMGYes (https://www.omgyes.com/): Una piattaforma interattiva che esplora la scienza del piacere femminile attraverso interviste e dimostrazioni video.
- Good Vibrations (https://www.goodvibes.com/): Un negozio online di giocattoli sessuali e risorse educative sulla sessualità.

3. **Podcast:**

- "Savage Lovecast" di Dan Savage: Un podcast che tratta argomenti sessuali in modo esplicito e informativo.
- "The Sex Wrap" di Susan K. Parker e Justin J. Lehmiller: Un podcast che affronta questioni sessuali e relazionali con un approccio scientifico.

4. **Workshop e Seminari:**

- Molte città offrono workshop e seminari sulla sessualità e sull'empowerment sessuale. Cerca eventi nella tua zona o online.

5. **Terapia e Consulenza Sessuale:**

- Se incontri difficoltà o desideri approfondire la tua relazione con la sessualità, potresti beneficiare di consulenza sessuale o terapia con un professionista qualificato.

6. **Gruppi di Supporto:**

- Partecipare a gruppi di supporto o forum online dedicati alla sessualità può offrirti l'opportunità di connetterti con altre persone che condividono i tuoi interessi e preoccupazioni.

Ricorda che l'educazione sessuale è un processo continuo, e c'è sempre spazio per ulteriori apprendimenti e scoperte. Sii curioso, apriti all'esplorazione e cerca risorse che ti consentano di vivere una sessualità consapevole, sana e soddisfacente.

Considerazioni

La sessualità è un aspetto prezioso della vita umana, e l'orgasmo clitorideo è una parte significativa di questa esperienza. Durante il percorso attraverso questo libro, hai esplorato i meandri dell'anatomia, dell'empowerment sessuale, dell'intimità emotiva e della consapevolezza del piacere femminile. Questa conoscenza e queste prospettive possono influenzare positivamente la tua relazione con la sessualità e arricchire il tuo benessere sessuale complessivo.

Ricorda che la sessualità è un'esperienza personale e unica, e non esiste un unico percorso giusto. Sia che tu stia esplorando la tua sessualità da solo o con un partner, l'importante è che ti senta libero di esplorare, imparare e crescere in un ambiente di rispetto, consapevolezza e amore.

Le informazioni e le pratiche condivise in questo libro sono solo il punto di partenza. Invitiamo a continuare la tua ricerca, a porre domande, a esplorare ulteriori risorse e a condividere le tue scoperte con coloro che sono importanti per te.

Ricorda sempre che sei in controllo del tuo corpo e delle tue esperienze sessuali. Sii gentile con te stesso, ascolta il tuo corpo e rispetta i tuoi confini. L'empowerment sessuale è un viaggio continuo, e il piacere clitorideo è solo uno degli aspetti di questa avventura. Che tu stia cercando di approfondire la connessione con te stesso o con il tuo partner, auguriamo che questa conoscenza ti ispiri a vivere una sessualità appagante, soddisfacente e in continua evoluzione.